RÉFLEXIONS

SUR

LES ODEURS;

Présentées à l'École de Médecine de Montpellier, le 3 Messidor, an 7.e de la République ;

Par JOSEPH-BENIGNE ROCACHÉ, *du Faget, Département de la Haute-Garonne.*

A MONTPELLIER,

De l'Imprimerie de J. G. TOURNEL neveu, Imprimeur de l'École de Médecine, Place Maison commune, N.º 216.

An VII.

Les Médecins pourroyent (ce croy-je) tirer des odeurs plus d'usage qu'ils, ne font ; car iay souvent apperçeu qu'elles me changent et agissent en mes esprits selon qu'elles sont : qui me fait approuver ce qu'on dit , que l'invention des encens et parfums aux églises , si ancienne et espanduë en toutes nations et religions , regarde à cela de nous resjouïr , esveiller et purifier le sens , pour nous rendre plus propres à la contemplation.

MONTAIGNE , *liv.* 1 , *chap.* LV.

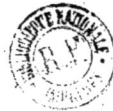

RÉFLEXIONS

SUR

LES ODEURS.

Du sens de l'odorat.

C'EST par les organes des sens que l'homme juge des objets au milieu desquels il est placé ; c'est par eux qu'il acquiert toutes ses connoissances. Ces organes transmettent tous au principe vital, des sensations particulières. Il en est, tels que ceux de la vuë, de l'ouïe et du toucher, qui ne jugent que des qualités extérieures des corps. Le goût en pénètre la nature ; il nous apprend à discerner s'ils peuvent s'assimiler à notre propre substance. L'odorat partage avec le goût cette propriété; il se rapporte comme lui à la force digestive ou concoctrice. Les odeurs nous annoncent la plupart du temps, le caractère des saveurs que nous allons percevoir (1). La nature nous a mis au fait de ces rapports en rendant leurs

(1) On a dit que l'odorat est le goût des odeurs, et l'avant-goût des saveurs, et c'est avec raison qu'on l'a nommé la sentinelle du goût. « Nôtre odorement, devant que venir à gouster les jus et saveurs, est juge de la force et qualité de chasque chose, et les sent beaucoup plus exsquisement, que tous ceux qui font les essays devant les princes et les roys.

PLUTAR. *Trad. d'*AMIOT.

A 2

organes voisins, en sorte que nous ne goûtons rien sans le flairer.

« Le sens de l'odorat est au goût ce que celui de la vuë
» est au toucher, a dit Rousseau, il le prévient ; il l'avertit
» de la manière dont telle ou telle substance doit l'affecter,
» et dispose à la rechercher ou à la fuir selon l'impression
» qu'on en reçoit d'avance. » Ce rapport de l'odorat avec le
goût est commun à tous les animaux , et n'est qu'une des
moindres propriétés des sensations olfactives. C'est leur action
sur le système nerveux ; c'est leur influence sur l'imagination,
sur les facultés de l'entendement humain , et sur les opérations
du génie ; c'est leur utilité dans la recherche des maladies
qu'elles produisent et des guérisons qu'elles opèrent , qui
méritent de fixer l'attention du Médecin observateur.

Le siége de l'odorat est dans les narines qui sont tapissées,
dans leur intérieur , d'une membrane dont la consistance
n'est pas partout la même. Cette membrane semble , en
quelque sorte , n'être qu'une continuation des tégumens
communs, sur-tout à l'ouverture antérieure des narines , où
elle est garnie de poils assez longs chez quelques sujets. Elle
est épaisse et fongueuse dans la partie qui adhère à la cloison
et aux cornets ; elle loge en cet endroit un nombre infini de
cryptes glanduleux destinés à secréter une humeur muqueuse.
Cette membrane se prolonge encore dans les sinus frontaux,
sphénoïdaux et maxillaires ; mais elle y est plus mince et
disparoît en quelque sorte sous une multitude de vaisseaux
sanguins.

La portion fongueuse de la membrane pituitaire paroît être
le principal siége de l'odorat. Elle reçoit une si grande quantité de vaisseaux et de nerfs , que plusieurs l'ont regardé
comme une expansion nerveuse ou vasculaire. Les nerfs principaux lui viennent de la première paire ; et suivant l'opinion

la plus générale ; c'est le seul nerf qui nous transmet les impressions que les corps odorants font sur la membrane. Les autres nerfs qui viennent de l'ophtalmique de WILLIS, du maxillaire supérieur , *etc.* , paroissent entretenir seulement les sympathies de l'organe de l'odorat avec ceux de la vuë et de la respiration. C'est par le moyen de cette dernière sympathie que les odeurs âcres, ou une irritation quelconque de la membrane pituitaire, causent l'éternument, convulsion salutaire dont la nature se sert avec avantage pour balayer le mucus épaissi, et expulser les corps étrangers qui se sont introduits dans le nez.

La différence de structure de l'organe dans les divers animaux, peut rendre raison de sa plus ou moins grande perfection. C'est ainsi qu'on a observé que l'excellence de ce sens, est toujours en raison directe de l'étendue de la membrane pituitaire, du volume des cornets , et de leurs excavations multipliées, dont l'usage se rapporte plus à l'exercice de l'odorat, qu'à l'organe de la voix, comme quelques-uns le prétendent. « L'éléphant, l'ours, le cheval, le chien, qui ont l'odorat exquis, ont aussi la lame horizontale de l'os cribleux plus ample , et les canaux qui y sont pratiqués beaucoup plus nombreux. »

Chez l'homme la finesse de ce sens varie relativement aux mêmes circonstances. BLUMENBACH qui a disséqué des sauvages de l'Amérique septentrionale et des éthiopiens , leur a trouvé les os carrés du nez très-étendus et les sinus très-développés ; ce qui s'accorde avec ce qu'on raconte de la subtilité de l'odorat des sauvages. On peut encore donner une autre raison de l'excellence de l'odorat chez les peuples que nous venons de citer , tirée de leur manière de vivre. Leur isolément, leur éloignement de l'état social, les mettent en même de se servir de ce sens pour connoître les qualités bonnes ou mauvaises des divers alimens. Tandis que l'habitude de vivre avec nos semblables, et de compter sur leur secours et leur expérience, a contribué à altérer chez nous la finesse de ce sens.

L'odorat varie encore suivant les âges, les climats que l'on habite, les habitudes que l'on a contractées, etc. Il est très-obtus chez les enfans du premier âge. On a dit qu'il se perfectionne à mesure que toutes les parties de l'organe se développent. Cette circonstance peut bien expliquer jusqu'à un certain point la foiblesse de ce sens dans les enfans; mais je crois avec Rousseau que, si à cet âge on n'est pas encore sensible aux parfums, c'est qu'on n'y attache aucune idée (1).

On a vu des gens dont la finesse de l'odorat étoit portée à un degré extraordinaire. On raconte, par exemple, qu'un religieux de Prague distinguoit par l'odorat, une fille et une femme chastes de celles qui ne l'étoient pas. Le père du Tertre, dans son voyage des Antilles, nous parle de nègres qui avoient l'odorat plus fin qu'aucun chien de chasse, et qui distinguoient de fort loin la trace d'un noir, d'un français et d'un anglois. Le chevalier Digby parle d'un garçon qui élevé dans une forêt où il n'avoit vécu que de racines, pouvoit trouver sa femme à la piste, comme un chien fait de son maître. *Encyclop. art. odor.*

(1) L'odorat ne doit pas être fort actif dans le premier âge; où l'imagination que peu de passions ont encore animée n'est guère susceptible d'émotion, et où l'on n'a pas encore assez d'expérience pour prévoir avec un sens ce que nous en promet un autre, ... non que la sensation ne soit dans les enfans aussi fine et peut-être plus que dans les hommes; mais parce que n'y joignant aucune autre idée, ils ne s'en affectent pas aisément d'un sentiment de plaisir ou de peine, et qu'ils n'en sont ni flattés ni blessés comme nous. Rousseau, *Emile*, liv. 1.

ZIMMERMANN regardoit la finesse de l'odorat comme un signe d'un tempérament très-sensible (1). CARDAN, comme la marque d'un esprit pénétrant, d'une imagination vive, et en même-temps capable d'efforts soutenus (2). PLUTARQUE croit que ceux qui ont un nez si sensible ont l'estomac sensible en même raison.

Dans les sens qui nous donnent la connoissance des qualités extérieures des corps, nous apercevons bien manifestement des rapports sensibles, entre la structure de l'organe et les sensations qu'il doit nous transmettre ; dans l'œil et dans l'oreille, la partie vraiment sensible est précédée d'un appareil de machines capable d'imprimer des modifications à la matière de la sensation. Ce mécanisme nous fait découvrir dans l'œil les lois que subissent les rayons lumineux avant d'aller se peindre dans la rétine ; dans l'oreille il nous manifeste les modifications qu'éprouvent les rayons sonores avant d'arriver au lieu de la sensation. Dans l'odorat les particules odorantes s'appliquent immédiatement sur l'organe, sans recevoir des modifications. Ici les avantages de l'organisation se réduisent aux seuls rapports de grandeur et de situation. Par cette disposition, la membrane pituitaire présentant une surface très-étendue, les impressions que font sur elle les corps odorants sont plus multipliées ; leur perception est favorisée

(1) « Je tire très-souvent des conséquences du nez d'un homme à son tempérament. Les nerfs sont à découvert dans le nez : ainsi plus le nez d'un homme est sensible, plus son tempérament l'est aussi. Il n'y a que l'habitude ou une singularité de la nature, ou quelque vice d'imagination, ou une maladie de nerfs, qui puisse infirmer mon raisonnement. » Traité de l'exp. tom. 3.

(2) Qui olfactu præstant sunt ingeniosiores, quia calida et sicca cerebri temperies olfactu præstat. Talis verò ad imaginandum prompta et imaginum tenax ob siccitatem est. De subtilit. lib. 13.

par la forte application de l'air sur l'organe (1) dans son passage à travers les narines pendant l'inspiration. GALIEN a vu en effet qu'on ne perçoit plus les odeurs, en attirant l'air par la bouche ; et HALLER et PERRAULT ont rendu certains animaux insensibles à leur impression, en les forçant de respirer par une section artificielle de la trachée artère. Nous venons de voir que l'application de l'air sur l'organe étoit une condition nécessaire pour la perception des odeurs ; ainsi dans le coryza ou l'enchifrenement, le mucus épaissi qui obstrue la cavité des narines met un obstacle à cette perception (2). La membrane pituitaire doit cependant être constamment lubréfiée par cette humeur mucilagineuse qui transude de toute sa surface ; afin d'éviter le dessechement qui ne manqueroit pas d'avoir lieu par le passage continuel de l'air, et qui empêcheroit les corps odorants d'agir efficacement sur les nerfs olfactifs.

L'odorat ne nous donne précisément l'idée de rien d'extérieur ; et on a prouvé qu'une statue qui ne seroit douée que de ce seul sens, se croiroit odorante elle-même. Les odeurs sont en général des sensations qui, ne faisant que de légères traces sur la mémoire, ne peuvent devenir le sujet de la réflexion. Peut-être doit-on aussi rapporter cette imperfection des connoissances acquises par l'odorat, au peu d'attention que nous donnons aux sensations qu'il nous transmet, et par conséquent à l'analyse imparfaite que nous pouvons en faire. L'impuissance où nous sommes de signaler chacune des odeurs,

---

(1) L'air étant le véhicule des odeurs, la sensation ne peut avoir lieu que dans le mouvement de l'inspiration. « Je tirois à longues inspirations le parfum et je goûtois à longs traits les plaisirs de l'odorat, a dit BUFFON. »

(2) *Quum verò nares humectæ fuerint, olfacere non possunt.* HIPP. de princip. aut carnib.

vient

vient encore ajouter à la confusion ; et nous ne devons pas nous étonner que les siècles qui nous ont précédé, se soient aussi peu occupés de ce genre de connoissance.

Des odeurs et de leur influence sur l'économie animale.

Tous les corps de la nature combinés avec le calorique sont susceptibles de passer à l'état de gaz, et d'acquérir par-là la condition nécessaire pour faire impression sur l'odorat. Il n'est question en effet pour développer le principe odorant des animaux, des végétaux, des métaux même les plus durs, (BOYLE cité par HALLER) que de combiner avec eux une grande quantité de calorique, ou de dégager celui qu'ils contiennent déjà par un frottement rude et souvent répété. *Plerique odores optimè fragrant discerpti aut contusi* (1).

L'air n'est pas moins que le calorique partie essentielle des odeurs, puisqu'il en est le véhicule; aussi BACON appelle-t-il les odeurs des infusions dans l'air. *Infusiones in aërem (sic odores vocare liceat)*. L'on s'est assuré qu'un grain d'ambre ou de musc enfermé sous la cloche d'une machine pneumatique n'exhale presque plus aucune odeur, lorsqu'on en a pompé l'air qui y étoit contenu. Le contact de la lumière favorise le dégagement des particules odorantes ; on connoît son in-

---

(1) Il existe des substances qu'on regarde généralement comme inodores, et dont le principe odorant ne peut devenir sensible que par l'action du feu ou de quelqu'autre réactif. Dans certains cas ce principe odorant ne peut être apprécié que par des organes plus délicats que les nôtres. HALLER a connu une femme qui sentoit l'odeur de soufre répandue dans l'atmosphère, quelques instans avant l'orage ; les chiens et les autres animaux sont affectés par certaines odeurs qui ne font aucune impression sur nous.

B

fluence sur la végétation depuis les belles expériences des deux illustres physiciens, PRIESTLEY et INGEN-HOUSZ.

La matière des odeurs est d'une ténuité très-considérable, moindre cependant que celle de la lumière et des sons qui se propagent à travers le verre. Un grain de musc placé dans un appartement n'a cessé de répandre dans l'air des émanations odorantes pendant 20 ans, sans avoir sensiblement perdu de son poids. On raconte que dans l'Arabie, dans l'isle de Sumatra, de Ceylan, etc., on sent à plusieurs mille de distance l'odeur aromatique qu'exhalent les plantes qui croissent dans ces pays (1).

La dissolution et le mélange de deux corps peuvent rendre leurs odeurs plus intenses et en développer même qui n'existoient pas avant leur combinaison. Ainsi l'ambre qui est presque inodore par lui-même acquiert une odeur très-suave et très-forte par l'addition d'un peu de musc ou de civette. C'est sur la combinaison des divers corps odorans, qu'est fondé l'art du parfumeur.

On distingue communément les odeurs, en odeurs agréables et en odeurs désagréables. On doit voir aisément combien cette distinction est arbitraire; car ce qui plaît à l'un, est précisément ce qui déplaît à l'autre. Sans aller chercher des exemples de ce que j'avance dans des faits particuliers, qui ont plutôt leur source dans la bizarrerie des idiosyncrasies, que dans les lois séminales de la nature; il suffira de citer les goûts dominans de certains peuples qui contrastent d'une manière singulière avec ceux des divers peuples de l'Europe. Les habitans du *Groenland* respirent avec plaisir l'odeur de

---

(1) *Verum quidem est, sylvas et vasta locorum spatia malis citriis et rore-marino crebris consita; odore magnis in mare spatiis transmisso sentiri, forte ad viginti milliaria.* BACON. syl. sylvar.

l'huile de baleine. Les siamois aiment l'odeur des œufs couvés.
Les africains celle des cadavres des éléphans en décomposi-
tion dont ils font leur nourriture. Les indiens regardent l'assa-
fœtida comme un mets délicieux ; ils l'ont qualifié de *man-
ger des dieux* , tandis que nous l'avons nommé *stercus
diaboli* , à cause de l'odeur qu'il exhale , sur-tout lorsqu'il
est exposé au feu.

Peut-être dans l'état de nature , l'homme , comme les autres animaux , juge-t-il des rapports qu'ont avec son corps ,
les substances auxquelles les odeurs sont attachées. Ce seroit
alors la connoissance intuitive de ces rapports , qui forme-
roit l'essence des odeurs agréables et désagréables. Mais dans
l'état de civilisation , le peu d'exercice que nous faisons de ce
sens , l'habitude de compter sur l'expérience des autres , etc.
ne nous permettent plus de juger de ces rapports.

On a cru qu'il existoit des odeurs primitives et fondamen-
tales auxquelles on pouvoit rapporter toutes les odeurs particulières. C'est sur cette opinion que LINNÉ et LORRY ont
proposé de classer les odeurs. Ils les ont rangées sous un
petit nombre de chefs principaux ; et leurs divisions sont
plutôt tirées de l'impression qu'elles font sur l'organe , et
de leur action sur l'économie animale , que de leurs propriétés intimes , et de leur nature ; nulle analogie chimique ,
nulle expérience exacte n'ont encore pu servir à déterminer
leurs véritables différences. HALLER a proposé de regarder
comme des odeurs primitives , celles qui se retrouvent dans
les trois regnes de la nature. Ainsi l'odeur du musc (qui
est une production animale) se retrouve dans la graine du
houx , dans les feuilles du *geranium moschatum* , etc. dans
la dissolution de l'or par certains menstrues. On reconnoît
l'odeur de l'ail dans plusieurs autres plantes , dans l'arsenic
soumis au feu , dans le crapaud , etc. L'odeur de la violette

se retrouve dans le sel marin , dans l'urine de certains ani‑
maux qui ont fait usage de la thérébentine , etc. Les rap‑
prochemens de cette nature ne sont pas encore assez mul‑
tipliés pour nous permettre de croire qu'on pourra un jour
classer toutes les odeurs d'après ce principe. HALLER , lui‑
même , en présentant l'esquisse de cette division , avoue qu'elle
n'est pas encore appuyée par un assez grand nombre d'ex‑
périences , et déclare qu'on ne pourra jamais rassembler les
odeurs en espèces. *Levem adumbrationem hujus divisionis
hic adspergo , cùi multa et ex chemicis , et ex anima‑
libus non satis nota sint : et cui sit excusationi quod
contrà quam aliis in sensibus , odores ferè , tanquam
individua nunquam sint in species collecti. HAL. phi.*

FOURCROY a donné une classification des odeurs des plan‑
tes , qu'il a fondée sur les connoissances que nous avons
de *la nature de la matière même qui porte l'action odori‑
fique sur les nerfs olfactifs. Annales de chi. tom.* 26. Sa
méthode ne peut s'appliquer aux autres corps odorans ; et
jusqu'ici nous ne pouvons nous diriger dans la recherche de
leur nature , par des règles et des principes certains.

De tous les animaux l'homme est le seul qui soit sensible
au plaisir des parfums. Il en est cependant que l'odeur de
certains corps attire ou rebute ; mais ces affections semblent
liées avec leurs besoins ; tandis que l'impression que les
odeurs font sur l'homme semble liée avec quelque affection
morale. Elles donnent plus d'énergie à ses passions , et ce
n'est pas sans raison que ROUSSEAU appelle l'odorat l'organe
sensitif de l'imagination.

C'est par le secours des odeurs que les philosophes de
l'antiquité s'élevoient à des considérations sublimes, et s'ex‑
citoient à la contemplation. L'encens et les parfums qu'on
répand dans les temples remplissent l'âme d'un saint respect et

nous rendent plus propres à élever nos vœux vers la divinité. Les payens ne les employoient pas seulement comme un hommage qu'on devoit aux dieux, mais encore comme un signe de leur présence. Les dieux, suivant leur théologie, ne se manifestoient jamais sans annoncer leur apparition par une odeur d'ambroisie.

> *Dixit : et avertens roseâ cervice refulsit ;*
> *Ambrosiæque comæ divinum vertice odorem*
> *Spiravére.*   VIRGIL. eneid.

Leur usage s'est aussi introduit dans les assemblées politiques de quelques nations. Les bresiliens, ainsi que tous les sauvages de l'Amérique septentrionale, ne délibèrent point sur quelque objet important, sans fumer du tabac dans un calumet. (BERNARDIN de St. PIERRE.) Le tabac augmente en quelque sorte le jugement, en occasionnant une espèce d'ivresse dans les nerfs du cerveau ; la plupart des hommes de lettres s'en servent, dans le silence de leur cabinet, pour épurer leurs idées. Cependant l'usage habituel de cette poudre ne convient pas à tout le monde, et peut devenir très-préjudiciable ; elle affecte à la longue les nerfs de l'odorat, ceux de la vûe, et quelquefois même ceux de l'ouïe. (DESBOIS DE ROCHEFORT). Par son abus, les fonctions intellectuelles s'affoiblissent, la mémoire s'efface, et l'esprit perd de sa vivacité.

Il n'est personne qui n'ait ressenti combien certaines odeurs agittent puissamment le tempérament, et qui d'après les inquiétudes vagues qu'elles excitent, n'ait éprouvé bien nettement que le sens de l'odorat est capable d'exciter des desirs qu'il est bien loin de pouvoir satisfaire. PLUTARQUE, BACON, ROUSSEAU et les plus grands philosophes ont reconnu les effets que l'odorat a dans l'amour :

> L'air et les parfums qu'on respire
> De l'amour alument les feux.... PARNY.

« Le doux parfum d'un cabinet de toilette n'est pas un

piége aussi foible qu'on pense, a dit ROUSSEAU, et je ne sais
s'il faut féliciter ou plaindre l'homme sage et peu sensible,
que l'odeur des fleurs que sa maîtresse a sur le sein ne fit
jamais palpiter. »

Outre le charme des parfums, la nature dans toutes les
espèces a rapproché les sexes, par l'odeur particulière qu'elle
a attaché aux individus mâle et femelle. Ce n'est que par
un excès mal entendu de propreté ou par un rafinement de-
volupté dont PLUTARQUE (1) se plaignoit même de son temps,
qu'on dénature cette odeur par les divers parfums. « La plus
exquise santeur d'une femme, c'est ne sentir rien, et les bonnes
santeurs estrangères on a raison de les tenir pour suspectes à
ceux qui s'en servent, et d'estimer qu'elles soient employées
pour couvrir quelque défaut naturel de ce costé-là (MON-
TAIGNE)». L'odeur qui se manifeste chez les individus des
deux sexes à l'âge de la puberté n'est pas très-suave. On
raconte cependant que la transpiration d'Alexandre le grand,
de Cujas, et de quelques autres, exhaloit une odeur très-
douce (2). Des faits de cette nature ne peuvent être rapportés.

_____

(1) Le goust des parfums a corrompu et gasté non-seulement toutes les
femmes, mais aussi la pluspart des hommes tellement qu'ils ne veulent pas
habiter avec leurs propres femmes mesmes, sinon qu'elles soient parfumées
de toutes bonnes odeurs et santeurs, quand elles viennent pour coucher
avec eux. Au contraire les layes attirent leurs sangliers, et les chèvres leurs
boucs, et les autres femelles leurs mâles avec leurs propres odeurs, sentant
la rosée pure et nette des prés, et la verdure des champs, et se joignent
ensemble pour engendrer avec une caresse et volupté commune et réci-
proque. OEuv. mor. trad. d'AMYOT.

(2) MONTAIGNE dit, en rapportant l'exemple d'Alexandre, que PLUTARQUE
avoit tâché d'expliquer : « la commune façon des corps est au contraire: et
la meilleure condition qu'ils ayent, c'est d'estre exempts de santeur. La
doulceur mesme des haleines plus pures, n'a rien de plus parfaict, que d'estre
sans aulcune odeur, qui nous offense : comme sont celles des enfants bien
sains. Liv. 1, chap. 55.

qu'à des idyosincrasies particulières, et ne peuvent trouver d'explication dans l'ordre naturel des choses. Cette odeur, toute insuave qu'elle est, n'a rien de rebutant. On sait qu'Henri IV ne s'en étonnoit pas, et qu'il vouloit *que la femme sentît la femme.* On doit bien se garder d'éteindre les sources de cette odeur, en s'occupant sans cesse à se laver et s'embaumer, de crainte d'énerver la vertu génératrice et de se rendre impuissant. L'on voit aussi par cette raison que ceux qui font vœu de continence se trompent sur les moyens qu'ils emploient pour résister à la tentation en affectant une trop grande malpropreté. *La nature se fortifie, et l'amour germe sous la haire* (Bordeu) (1).

La connoissance des odeurs que le corps humain exhale dans l'état de santé, et dont la différence peut dépendre de l'âge, du sexe, du climat, des professions, etc., est nécessaire au médecin, pour distinguer celles qu'il exhale dans l'état maladif, et qui peuvent lui fournir souvent des indications précieuses. Les observateurs ont de tout temps reconnu la nécessité d'analyser les signes que peut nous donner l'odorat (2). Mais, quoi qu'ils en aient dit, cette branche de la séméiotique est encore (comme tant d'autres) entièrement négligée de la plupart des praticiens.

---

(1) Voyez tout ce qu'a dit cet auteur sur la cachexie séminale dans l'analyse médicinale du sang. *Pag.* 424 *et suiv.*

(2) *Ex odore quem ægri spirant soleo sæpè utrum morbus facilis vel difficilis, brevis vel diuturnus, vel alterius generis futura sit judicare.* Baglivi præfat. spe. *De fib. mo.* Et ailleurs, *frequenter ex odore halitus oris ægrotantium aut sanorum, vel curativas indicationes jam facilis desumo, vel futuros morbos(eorumque eventus, veluti exactâ speculâ prævideo.* Cette assertion de Baglivi me semble cependant beaucoup trop hazardée. V. Hipp. , Gal. et un mémoire de Brieude, inséré dans le dernier volume de ceux de la société royale de médecine.

Parmi tout ce qu'il y auroit à dire sur les maladies pro-
duites par les odeurs , je me bornerai à des considérations
générales sur le danger de quelques émanations végétales.
Certains arbres répandent autour d'eux des vapeurs funestes
et qui n'affectent pas sensiblement l'odorat.

Surgamus. solet esse gravis cantantibus umbra.
Juniperi gravis umbra ; nocent et frugibus umbræ.

VIRG.

Telles sont les exhalaisons d'un arbre des indes orientales
(le mancenillier , hippomane mancinella) qui peuvent devenir très-dangereuses aux personnes qui se reposent sous son
ombre. Si une goutte d'eau tombe d'une feuille sur une partie du corps, elle y fait l'effet d'un vésicatoire, (INGEN-HOUSZ).
Le même physicien rapporte les mauvais effets des émanations
du *Rhus toxicodendron* sur la famille du curé de *Crossen*
en Allemagne, qui étoit attaquée tous les étés d'une maladie
terrible qui n'a plus reparu depuis qu'on a déraciné cet ar-
brisseau. On dit aussi généralement que l'ombre du noyer ,
de l'if, du genevrier , etc., est très-dangereuse.

Outre ces vapeurs inodores qui ne se manifestent que par
leurs mauvais effets, il en est d'autres qui ont pour princi-
pale propriété d'affecter l'organe de l'odorat. C'est l'esprit rec-
teur de BOERRHAAVE , l'arome des chimistes français , qu'on
avoit rangé jusqu'ici parmi les principes constituans et particuliers des végétaux. Chaque chimiste attribuoit à l'arome
une nature différente. VENEL avoit trouvé celui du *marum*
acide. Roux disoit, dans ses cours, qu'il en connoissoit plusieurs de cette nature (FOURCROY). La singulière propriété
qu'a la fraxinelle (dyctamus albus) de répandre un atmosphère inflammable , (INGEN-HOUSZ)avoit fait croire à quelques-uns que l'arome étoit de nature huileuse. D'autres avec
MACQUER en reconnoissoient de plusieurs espèces , d'acides,
d'alkalins ,

d'alkalins, d'huileux, etc. La disparate de ces résultats, et l'incertitude dont avoient été suivies les expériences des chimistes que nous venons de citer, ont engagé FOURCROY à faire un travail sur cet objet, d'après lequel il s'est cru autorisé à rayer l'arome de la liste des principes immédiats des végétaux, et il a prouvé « que ce prétendu principe n'existe pas par lui-même, et que l'odeur des substances végétales n'est qu'une propriété générale et commune aux autres corps de la nature, celle d'agir sur l'organe de l'odorat, et de l'affecter chacun d'une manière différente.

Ces émanations odorantes des végétaux douées de qualités très-utiles, ont aussi des propriétés qui deviennent nuisibles en certains cas. On connoît les effets terribles, tels que les convulsions, les syncopes, etc., qui ont lieu chez les femmes délicates, et chez quelques hommes d'un système nerveux non moins irritable, en respirant l'odeur du musc, de l'ambre, des roses, du jasmin, etc. En général la plupart des odeurs douces et suaves sont contraires à des sujets hysté-riques ou hypocondriaques. La mode et l'imagination font cependant ici des exceptions très-nombreuses à cette règle ; (ZIMMERMANN) ; et j'ai remarqué déjà que l'odorat varioit chez presque tous les individus, selon les idiosyncrasies. BOERRHAAVE parle d'un pharmacien qui étoit tellement affecté par l'odeur des roses, qu'il ne pouvoit se promener dans un jardin planté de ces fleurs, sans éprouver des symptô-mes plus ou moins forts de catarre. On trouve dans les éphémérides d'Allemagne (dec. II, ann. 2) une observa-tion du docteur LEDELIUS, qui dit avoir connu un homme d'un tempérament mélancolique, mais se portant bien d'ail-leurs, qui étoit obligé de garder sa maison dans le temps que les roses étoient en fleurs, pour éviter que le hazard ne lui en fît sentir l'odeur qui lui occasionnoit toujours une

C

démangeaison dans les yeux , accompagnée d'inflammation et d'un écoulement de larmes involontaire (1). Les vapeurs de la mandragore (atropa mandragora) excitent au sommeil comme celles du vin. HALLER attribue le même effet au principe volatil du safran, qui ramassé en grande quantité agit même sur les animaux ; ZIMMERMANN dit que ce prin-cipe jette dans des ris immodérés.

Les émanations des plantes ne sont pas toutes si fugaces. La ciguë, la jusquiame, l'euphorbe, etc., ne laissent échapper leur arome que par la trituration ou la contusion. BOERRHAAVE a éprouvé sur lui-même les mauvais effets de la ciguë ainsi pilée. *In œstate cicutam contusam parum subolfeci sed non possim exprimere , quantam mutationem in capite statim indè senserim ; titubabam , et nil nisi confusa quæ-dam cogitatio supererat. Si verò integram herbam sub-olfacerem vix multo effectus indè deprehendi. Prelœc. de morb. nerv.*

Il n'est pas rare de voir des accidens funestes, même des morts subites occasionnées par une trop grande quantité de fleurs tenues dans un endroit exactement fermé. Une seule fleur de tubereuse parfume bientôt une chambre, mais on ne tarde pas d'en être affecté si l'on s'y trouve plusieurs person-nes. INGEN-HOUSZ dit que ce poison n'est connu que de peu de personnes , et qu'il est d'autant plus dangereux qu'il se cache souvent sous les parfums les plus délicieux. Il cite l'exemple d'une femme qu'on trouva morte dans son lit à Londres en 1779, sans qu'on pût attribuer cette fin tragi-que à une autre cause qu'à une grande quantité de fleurs de

_____

(1) AMATUS LUSITANUS a vu un moine qui tomboit en syncope à l'odeur d'une rose. Sur les mauvais effets des odeurs sur des sujets très-irritables , y. BOYLE, BOERRHAAVE, GEAUFROY , LINNÉ , TISSOT , etc.

lys qu'elle avoit placé près de son lit. TRILLER cite un exemple semblable de l'effet des fleurs de violette sur une jeune
fille. Une femme eut des maux de tête violens, parce qu'elle
couchoit sur des roses éparpillées. M. ROSIER lui ayant fait
quitter cette habitude, elle en fut entièrement guérie. Il paroît que le danger des fleurs ainsi renfermées ne doit pas être
attribué exclusivement à leurs émanations odorantes, mais
bien à l'acide carbonique qu'elles transpirent en plus grande
quantité que toutes les autres parties des végétaux exposées
à l'ombre. (INGEN-HOUSZ, exper. sur les végét. pag. 63 et 64.
MACQUART, encyclo. meth. art. fleurs).

Les odeurs employées comme remèdes peuvent être d'un
grand avantage dans une infinité de circonstances. Elles agissent sympathiquement sur tout le système, et sont princi-
palement indiquées dans plusieurs maladies nerveuses. On
connoît l'efficacité des odeurs fétides pour dissiper les syncopes des femmes histériques, qui doivent souvent leur
cause à l'impression des odeurs agréables, telles que l'ambre, le musc, les roses, les violettes. MORGAGNI, PINEL ont
vu des épilepsies céder à la vapeur de l'ammoniaque. Des
voyageurs affectés de cette maladie se sont trouvés soulagés
ou ont été guéris subitement en respirant l'air des baumiers
et des arbres myrrhifères de l'Arabie; mais d'autres en ont
été gravement incommodés (ALIBERT). Après la destruction
des girofliers de l'isle de Ternate, par les hollandois, les
maladies les plus étranges se manifestèrent; et on les attribua
aux exhalaisons d'un volcan, qui auparavant étoient neutra-
lisées par les corpuscules aromatiques que les girofliers ré-
pandoient dans l'air.

Les malades affectés d'hypocondriacie, ceux qui sont dans
le marasme ou qui relèvent d'une longue et pénible maladie,
pourroient obtenir leur guérison ou tout au moins retirer du

soulagement d'un séjour dans des lieux agréables qui seroient plantés d'arbres odoriférans et salubres, tels que le laurier, (auquel on a attribué la propriété d'éloigner la peste). On pourroit choisir des cites embelis par la lavande, le thim, le serpolet, et une infinité d'autres plantes qui naissent sans culture, et qui plaisent à la fois par la variété des couleurs, l'arrangement symmétrique de leurs parties et le charme des parfums. NÉRON étoit moins cruel et se sentoit comme soulagé du poids de ses forfaits, lorsqu'il promenoit dans une forêt de lauriers. L'homme souffrant pourroit se distraire de ses douleurs par un emploi bien entendu des odeurs douces et agréables des fleurs (1), qu'on pourroit choisir et varier suivant ses goûts et ses passions (2).

Les odeurs peuvent suppléer utilement dans certains cas à des médicamens qu'une idiosyncrasie trop irritable ou des dégoûts particuliers interdisent à l'estomac. BOYLE, BOERRHAAVE, HALLER citent des exemples de sujets qui étoient purgés par la simple émanation de l'ellébore, de la rhubarbe, de la coloquinte triturées. *Homines sunt qui per halitu vel solo odore purgantur.* BOER. *loc. cit.*

Est-il nécessaire, pour expliquer les faits que nous venons de rapporter, ainsi que tous les phénomènes relatifs à l'influence des odeurs sur l'économie animale, de récourir à l'in-

---

(1) Rousseau en a fait sentir l'avantage dans son Héloïse, part. 6, let. 15.

(2) « L'impression que font les fleurs sur nous, semble liée avec quelque affection morale ; car il y en a qui nous égayent et d'autres qui nous attristent, sans que nous en puissions rapporter d'autres raisons que celles que j'ai essayé d'établir en examinant quelques lois générales de la nature. Au lieu de les distinguer en jaunes, en rouges, en violettes, en bleues, on pourroit les diviser en gaies, en sérieuses, en mélancoliques : leur caractère est si expressif, que les amans dans l'Orient emploient leurs nuances pour exprimer les divers degrés de leur passion » BERNARDIN DE S^t. PIERRE.

troduction des particules odorantes dans la masse des humeurs? Il me paroît bien difficile d'imaginer dans cette hypothèse, comment une si petite partie de matière après avoir fait impression sur la membrane pituitaire et parcouru le torrent de la circulation, peut être en quantité suffisante pour venir affecter le tube intestinal, et produire les purgations; les principaux centres de vitalité, tels que le cœur et l'épigastre, dans les syncopes, le cerveau dans les assoupissemens, etc., n'est-il pas plus naturel de penser que les odeurs agissent comme les antispasmodiques par la communication des forces vitales: et que l'organe de l'odorat entretient avec tout le système physique et moral de l'homme des sympathies intimes dont nous ignorons la cause (1), que nous devons néanmoins reconnoître, lorsqu'elles nous donnent la clef des faits nombreux et divers qui y sont relatifs (BARTHEZ). On ne peut, je crois, rapporter qu'à cette sympathie la prérogative qu'ont les odeurs fortes comme l'ammoniaque, de rappeler à la vie les personnes asphixiées qui sans ce secours seroient livrées à une mort certaine. Les maladies contagieuses, celles qui tendent le plus directement à la destruction des forces vitales, s'annoncent par quelque odeur; et l'on peut croire que c'est sur l'odorat qu'agissent ces vapeurs malfaisantes, puisque c'est sur cet organe qu'on dirige les préservatifs de ces maladies, comme l'ammoniaque, le vinaigre ou toute autre vapeur spiritueuse.

On a voulu déterminer la vertu des plantes d'après leurs sa-

---

(1) Cette sympathie ne peut être expliquée par le rapport des nerfs, ni aucun autre rapport sensible; et l'on peut seulement rapporter à ces sympathies l'éternument et le larmoyement produits par une irritation quelconque de la membrane pituitaire.

veurs et leurs odeurs. *Beneficio saporis et odoris ad præcipuas ac potissimas plantarum in morbis arcendis et vincendis vires facilè pervenimus* HOFFMAN. Les auteurs qui ont proposé cette classification se sont fondés sur ce que les animaux distinguent avec ces deux sens ce qui leur convient d'avec ce qui leur est nuisible. Nous avons donné les raisons qui s'opposent à ce qu'on puisse établir une pareille analogie de l'homme civilisé avec les autres animaux, qui d'ailleurs dans certaines circonstances, ne jugent pas plus sûrement que l'homme. On a observé, par exemple, que les moutons qu'on mène paître sur les Alpes à un âge avancé, ont besoin d'une expérience de quelques jours pour ne pas se tromper sur la nature des plantes qu'ils trouvent, et pour choisir celles qui sont les plus convenables à leur nourriture. Il est des plantes d'odeur très-différente qui jouissent des mêmes vertus. L'iris qui a une odeur très-suave, purge comme le séné qui exhale une odeur nauséeuse ; la ruë et l'angélique, douées de la même vertu emménagogue, ont une odeur très-différente. Le musc est antispasmodique comme l'assa-fœtida, etc. *V. la thèse des disputes du professeur* BRUN. Ces exemples suffisent, je pense, pour prouver que nous ne pouvons connoître la vertu des plantes par l'impression qu'elles font sur notre odorat.

Certains auteurs célèbres nous ont transmis l'histoire de personnes qui ont soutenu leur existence pendant plusieurs jours par la seule odeur de quelques substances. DÉMOCRITE sut retarder pendant trois jours l'heure de son trepas en respirant la vapeur du pain chaud mêlé avec du vin. On lit dans PLINE que dans les indes orientales on trouve des gens qui s'entretiennent de l'odeur des racines et des fleurs sauvages, qu'ils portent avec eux quand ils ont à faire un long voyage. *Le chancelier* BACON a connu un homme qui vivoit les quatre et les cinq jours entiers, soutenu seulement par l'odeur de quelques herbes mêlées avec de l'ail et des oignons. *Novi nobilem, qui per tres, quatuor, etiam quinque dies jejunaret, nec cibo, nec potu gustato, sed ille magno herbarum fasciculo uti solebat, cujus odore frueretur ; inserebatque illis herbis esculentas acris odoris, ut cepam, allium, et similes.*

FIN.

PROFESSEURS
DE L'ÉCOLE DE MÉDECINE
DE MONTPELLIER.

Médecine légale..	G. J. RENÉ, Directeur
Physiologie et Anatomie. .	C. L. DUMAS.
	. . . .
Chimie..	J. A. CHAPTAL.
	. . . .
Matière médicale et Botanique.	A. GOUAN.
	J. N. BERTHE.
Pathologie..	J. B. T. BAUMES.
	P. LAFABRIE.
Médecine opérante. . . .	A. L. MONTABRÉ.
	V. BROUSSONET.
Clinique interne.. . . .	H. FOUQUET.
	J. PETIOT.
Clinique externe. . . .	J. POUTINGON.
	A. MEJAN.
Accouchemens, Maladies des femmes, Education physique des enfans.	J. SENEAUX.
	J. M. J. VIGAROUS.
Démonstration des drogues usuelles..	J. VIRENQUE, Conservateur.

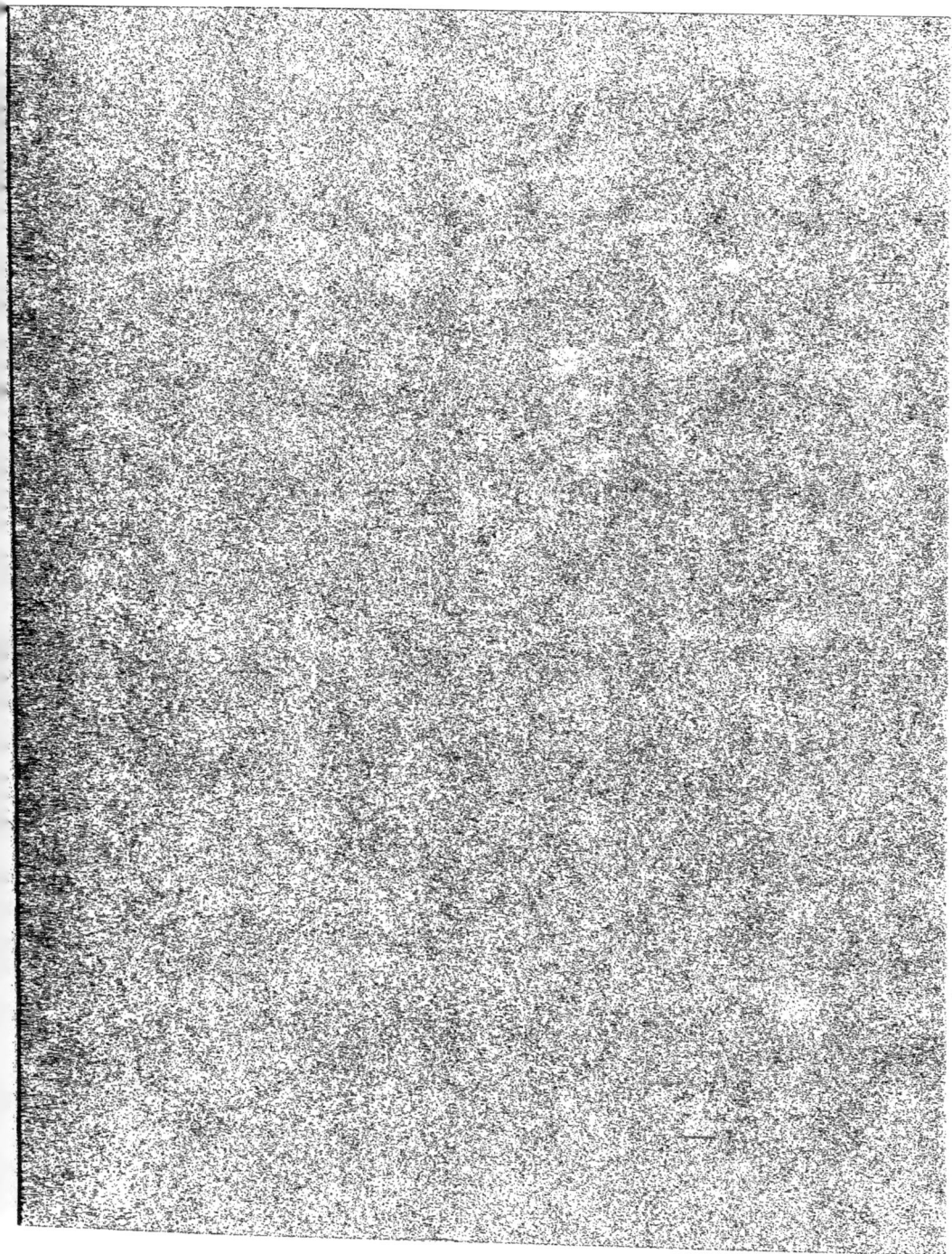

www.ingramcontent.com/pod-product-compliance
Lightning Source LLC
Chambersburg PA
CBHW060534200326
41520CB00017B/5239